Boa comida, Bom humor:

"Descobrindo como uma boa comida afeta seu humor"

Alina Peyton

Contente

Introdução:

No nosso mundo ultramoderno e acelerado, onde o stress e a ansiedade se tornaram companheiros demasiado familiares, a importância de manter uma boa saúde interna não pode ser exagerada. Embora remédios, medicamentos e formas coloridas de ajuda tenham ganhado destaque no tratamento do bem-estar interno, existe um fator frequentemente esquecido que desempenha um papel vital na formação da alimentação de nosso país emocional. Sim, o verdadeiro alimento que energiza o nosso corpo também tem um impacto profundo no nosso humor e nos nossos sentimentos.

A ligação entre o que comemos e como nos sentimos tem intrigado cientistas, nutricionistas e entusiastas da saúde durante séculos. Hipócrates, o antigo coringa grego frequentemente conhecido como o "Pai da Medicina", ficou famoso por ter o famoso cartaz: "Deixe a comida ser sua droga e a droga ser sua comida". As suas palavras ecoaram a compreensão de que os alimentos que consumimos não são simplesmente um meio de saciar a nossa fome; é uma fonte potente de alimento para nossos corpos e mentes.

Esta concepção tem atraído atenção renovada nos últimos tempos, à medida que a exploração nos campos da nutrição e da psicologia tem escavado mais profundamente a intrincada relação entre dieta e saúde interna. Não é nenhum segredo que certos alimentos podem nos deixar com uma sensação de letargia e perversidade, enquanto outros oferecem uma sensação de vitalidade e prazer. Mas quais são os mecanismos por detrás destes bens e como podemos aproveitar o poder da boa alimentação para melhorar o nosso humor e promover o bem-estar emocional?

Nesta dissertação abrangente, embarcamos numa viagem para desvendar as mistificações de como as nossas escolhas salutares impactam os nossos países emocionais.
Aprofundaremos a sabedoria por trás dessa conexão, examinando a parte dos neurotransmissores, hormônios e outros processos bioquímicos que ligam os

alimentos que ingerimos às nossas alterações de humor e à saúde interna.

Mas a nossa busca vai além do domínio da investigação científica. Exploraremos também os aspectos artísticos e cerebrais da comida, celebrando como o ato de comer está frequentemente interligado com os nossos gestos emocionais. Desde a compreensão reconfortante de um coliseu quente de neblina em um dia frio de inatividade até a alegria comemorativa de participar de uma bagunça com ossos amados, a comida está profundamente arraigada em nossa sombra emocional.

Ao longo desta viagem, iremos descobrir os segredos de alimentos que têm sido tradicionalmente aclamados como "melhoradores do humor" e aqueles que podem contribuir para paixões de ansiedade e depressão. Daremos uma visão prática sobre como elaborar uma dieta que apoie o bem-estar interno ideal e compartilharemos dicas sobre como fazer escolhas alimentares conscientes em um mundo repleto de opções tentadoras, mas potencialmente perigosas.

Além disso, pontuaremos a importância das abordagens personalizadas à nutrição, afirmando que o que funciona melhor para uma pessoa pode não ser o mesmo para outra. Cada um de nós é único e as nossas necessidades e respostas saudáveis aos alimentos são inversamente diferentes. Compreender esta variabilidade é essencial para aclimatar as nossas dietas para promover países emocionais positivos.

Ao embarcarmos nesta discussão sobre a profunda ligação entre comida e humor, o nosso objetivo é capacitá-lo com conhecimentos que lhe permitirão fazer escolhas informadas sobre o que come, levando eventualmente a uma vida mais feliz e saudável. Ao final desta viagem, você terá uma compreensão mais profunda de como a boa alimentação pode ser um importante apoiador no controle do estresse, da ansiedade e das doenças do humor.

Então, junte-se a nós nesta passagem informativa enquanto descobrimos a sabedoria, a cultura e a psicologia por trás da fascinante interação entre o que está em nosso prato e como nos sentimos. É hora de descobrir como a boa comida realmente afeta o seu humor e abrir a possibilidade de uma vida ainda mais alegre e emocionalmente equilibrada.

1:
A ciência por trás da alimentação e do humor

Introdução:

A comida não é apenas uma fonte de alimento; é também um importante influenciador do nosso humor e sentimentos. A conexão entre o que comemos e como nos sentimos tem sido tema de sedução há séculos. Nos últimos tempos, a exploração científica esclareceu a intrincada relação entre alimentação e humor, revelando que os alimentos que consumimos podem ter um impacto profundo no nosso bem-estar emocional. Este conteúdo explora a sabedoria por trás da alimentação e do humor, examinando os mecanismos fisiológicos e cerebrais que sustentam essa conexão e as implicações para a nossa saúde e felicidade em geral.

Influências nutritivas no humor:

Nossos corpos são sistemas bioquímicos complexos, e os nutrientes que obtemos dos alimentos desempenham um papel fundamental na manutenção do equilíbrio desse sistema. Vários nutrientes cruciais foram associados como tendo um impacto significativo no humor

1. *Ácidos Adiposos Ômega-3:*

Essas gorduras essenciais encontradas em peixes gordurosos, sementes de linhaça e nozes são vitais para a saúde do cérebro. A pesquisa sugere que os ácidos adiposos ômega-3 podem reduzir os sintomas de
depressão e ansiedade, promovendo a produção de neurotransmissores como a serotonina e a dopamina.

2. *Vitaminas e Minerais:*

Deficiências de vitaminas e minerais, semelhantes às de vitamina D, vitaminas B e magnésio, têm sido associadas a doenças do humor. Esses nutrientes estão envolvidos em processos bioquímicos coloridos, incluindo a fusão de neurotransmissores, que afetam a regulação do humor.

3. _Proteínas:_

Os aminoácidos, os blocos estruturais das proteínas, são necessários para a produção dos neurotransmissores. Consumir alimentos ricos em proteínas pode ajudar a estabilizar o humor e reduzir as paixões perversas.

4. _Carboidratos:_

Os carboidratos, especialmente os carboidratos complexos como os grãos integrais, promovem a liberação de serotonina no cérebro. Esse neurotransmissor de "bem-estar" está associado à melhora do humor e à redução do estresse.

5. _Probióticos:_

A conexão intestino-cérebro é uma área fascinante de exploração. Alimentos ricos em probióticos, como iogurte e kefir, podem afetar significativamente o humor, mantendo um equilíbrio saudável das bactérias intestinais, que se comunicam com o cérebro através do eixo intestino-cérebro.

A conexão intestino-cérebro:

A conexão intestino-cérebro é um sistema de comunicação bidirecional entre o trato gastrointestinal e o sistema nervoso central. A exploração crescente mostrou que a composição do microbioma intestinal, a comunidade de microrganismos que vivem no nosso trato digestivo, pode afetar o nosso humor e gestos. Esta ligação destaca a importância de manter um intestino saudável através de dieta e probióticos para apoiar o bem-estar interno.

Quando consumimos certos alimentos, especialmente aqueles ricos em fibras e prebióticos, damos alimento às bactérias intestinais saudáveis. Essas bactérias também podem produzir compostos que têm impacto direto no cérebro. A título de ilustração, algumas bactérias intestinais produzem ácidos adiposos de cadeia curta (AGCC), que demonstraram reduzir a inflamação no cérebro e promover o crescimento de novos neurónios, potencialmente aperfeiçoando o humor e a função cognitiva.

Por outro lado, um microbioma intestinal desequilibrado, frequentemente resultante de uma dieta rica em alimentos reutilizados e açúcar, tem sido associado a um risco aumentado de doenças de humor, como depressão e ansiedade. Isto destaca a importância das escolhas saudáveis na manutenção de um intestino saudável e, por extensão, de um humor positivo.

O papel da inflamação:

A inflamação crônica tem sido associada como um fator comum em inúmeras doenças do humor. Certos alimentos, semelhantes aos ricos em açúcares refinados e gorduras impregnadas, podem promover inflamação no corpo. A inflamação pode perturbar o equilíbrio dos neurotransmissores no cérebro e prejudicar a função das regiões cerebrais responsáveis pela regulação do humor.

Por outro lado, uma dieta antiinflamatória rica em frutas, vegetais, grãos integrais e ácidos adiposos ômega-3 pode ajudar a reduzir a inflamação e melhorar o humor. Esses alimentos são repletos de antioxidantes e fitoquímicos que combatem o estresse oxidativo e promovem a saúde geral do cérebro.

Aspectos psicológicos da alimentação e do humor:

A relação entre alimentação e humor não é apenas uma questão de fisiologia. Os factores cerebrais também desempenham um papel significativo na forma como testemunhamos a comida e o seu impacto nos nossos sentimentos.

1. *Alimentação Emocional*:

Muitas pessoas recorrem a alimentos reconfortantes quando se sentem deprimidas ou estressadas. Esses alimentos são frequentemente ricos em açúcar e gordura, proporcionando um aumento temporário no humor. ainda assim, isso pode levar a um ciclo de alimentação emocional e ganho de peso, afetando eventualmente o humor e a auto-estima a longo prazo.

2. *Influências Culturais e Sociais:*

Nossa formação artística e terreno social impactam nossas escolhas alimentares e hábitos alimentares. participando de uma bagunça com ossos amados
pode aumentar as paixões de felicidade e conexão, enquanto as tradições artísticas frequentemente associam alimentos específicos a gestos emocionais.

3. *Alimentação consciente:*

Ensaiar a alimentação consciente envolve prestar muita atenção à experiência sensível de comer. Pode levar a uma menor apreciação dos alimentos e a uma relação mais equilibrada com a alimentação, potencialmente aperfeiçoando o bem-estar emocional geral.

Conclusão:

A sabedoria por trás da alimentação e do humor é um campo complexo e em evolução. Ressalta a ideia de que o que comemos é importante não apenas para a nossa saúde física, mas também para o nosso bem-estar emocional. Ao fazer escolhas saudáveis e informadas que dão prioridade a alimentos ricos em nutrientes, a um microbioma intestinal saudável e a opções anti-inflamatórias, podemos ter um impacto positivo no nosso humor e reduzir a ameaça de doenças do humor. além disso, compreender os aspectos cerebrais da alimentação e do humor pode capacitar as individualidades a desenvolver hábitos alimentares mais saudáveis e uma relação mais positiva com a comida. Eventualmente, a sabedoria da alimentação e do humor nos lembra que o caminho para o bem-estar emocional pode começar no nosso prato.

2:
Como a junk food afeta o humor

Introdução:

No mundo ultramoderno e acelerado, a junk food tornou-se uma parte omnipresente da nossa vida diária. É acessível, delicioso e frequentemente acessível. ainda assim, o que nem sempre consideramos é como o consumo de junk food pode afetar o nosso humor. Além dos seus benefícios para a saúde física, a ligação entre junk food e humor é um assunto complexo e fascinante. Este conteúdo abordará as formas coloridas pelas quais a junk food afeta nosso humor, explorando as consequências de curto e longo prazo.

1. A deleite instantânea e o aumento de dopamina:

Uma das maneiras imediatas pelas quais a junk food afeta nosso humor é através do

deleite instantâneo que ela proporciona. A comida lixo é considerada bastante palatável, repleta de açúcar, cotonetes e gorduras prejudiciais à saúde. Quando nos entregamos a esses alimentos, nosso cérebro recebe uma onda de dopamina, frequentemente
conhecido como o neurotransmissor do"bem-estar". Esse aumento de dopamina leva a um aumento temporário de humor, fazendo-nos sentir mais felizes e satisfeitos.

No entanto, esta melhoria instantânea do humor vem acompanhada de um golpe. Com o tempo, o cérebro pode desenvolver uma tolerância a esses surtos de dopamina, levando à necessidade de mais junk food para alcançar a mesma posição de satisfação. Isso prepara o terreno para um ciclo implícito de fartura e cansaço, que pode impactar negativamente o humor de uma pessoa no longo prazo.

2. *A montanha-russa de açúcar:*

O alto teor de açúcar em junk food, especialmente em tônicos, iguarias e acompanhamentos, pode levar ao que geralmente é conhecido como "montanha-russa de açúcar". Quando consumimos alimentos pegajosos, nossos níveis de açúcar no sangue aumentam rapidamente, proporcionando uma explosão de energia e uma melhora temporária no humor. Ainda assim, isto é frequentemente seguido por uma queda acentuada nas situações de açúcar no sangue, deixando-nos cansados, perversos e, na verdade, ansiosos.

A mudança constante nas situações de açúcar no sangue devido ao consumo frequente de junk food pegajoso pode produzir um ciclo de alterações de humor. Essas alterações de humor podem ser especialmente evidentes em crianças, que são mais sensíveis aos produtos açucarados. Com o tempo, esse padrão de açúcar no sangue instável pode contribuir para doenças habituais do humor e para um aumento da ameaça de condições como depressão e ansiedade.

3. *Inflamação e conexão intestino-cérebro:*

Explorações recentes esclareceram a intrincada relação entre o intestino e o cérebro, frequentemente chamada de "eixo intestino-cérebro". A comida lixo, que geralmente é rica em constituintes reutilizados e carente de fibras, pode perturbar o equilíbrio das bactérias intestinais e promover inflamação no sistema digestivo.

Esta inflamação não afeta apenas a nossa saúde física, mas também tem um impacto profundo no nosso humor. Estudos demonstraram que individualidades com inflamação habitual têm maior probabilidade de testemunhar sintomas de depressão e ansiedade. A ligação intestino-cérebro sugere que os alimentos que comemos podem ter um impacto surpreendente no nosso bem-estar emocional.

4. _Escassez de nutrientes e saúde mental:_

A junk food é conhecida por ser pobre em nutrientes e ao mesmo tempo rica em calorias. Quando consumimos esses alimentos regularmente, privamos nosso corpo e nossa inteligência de nutrientes essenciais que são essenciais para a saúde interna. Por exemplo, uma dieta rica em junk food pode levar à escassez de vitaminas como vitaminas B, zinco e ácidos adiposos ômega-3, que desempenham um papel vital na regulação do humor.

A escassez desses nutrientes tem sido associada a um aumento da ameaça de doenças do humor. Por exemplo, níveis baixos de vitamina D estão associados a um risco avançado de depressão, enquanto os ácidos graxos ômega-3 são conhecidos por seus efeitos antiinflamatórios e sua capacidade de aliviar sintomas de ansiedade e depressão.

5. <u>*O ciclo vicioso da alimentação emocional:*</u>

A alimentação emocional é um milagre onde as individualidades recorrem à comida, frequentemente junk food, como meio de gestão para lidar com o stress, a tristeza ou o tédio. O conforto imediato proporcionado por esses alimentos pode, de fato, proporcionar uma fuga temporária de sentimentos negativos. Ainda assim, frequentemente leva à culpa, à vergonha e à piora do humor quando a satisfação original passa.

Isto cria um ciclo vicioso, onde as individualidades calculam constantemente a junk food para regular os seus sentimentos, imortalizando a ligação entre hábitos alimentares pouco saudáveis e humores negativos. Romper esse ciclo pode ser cansativo, pois exige encontrar maneiras mais saudáveis de lidar com os estressores emocionais.

6. *Consequências a longo prazo para a saúde mental:*

Embora os benefícios imediatos da junk food, que melhoram o humor, estejam comprovados, é essencial considerar as consequências a longo prazo para a saúde interna. Uma dieta rica em junk food está associada a um risco aumentado de desenvolvimento de doenças internas semelhantes como depressão e ansiedade. Os mecanismos por detrás desta ligação são complexos, envolvendo inflamação, escassez de nutrientes e o eixo intestino-cérebro.

Da mesma forma, uma dieta rica em junk food está frequentemente associada à rotundidade, que é um conhecido fator de ameaça para doenças do humor. O risco cerebral de rotundidade, incluindo problemas de imagem corporal e mácula social, pode contribuir para paixões de depressão e ansiedade.

Conclusão:

A relação entre junk food e humor é multifacetada e de longo alcance. Embora o prazer imediato de se entregar a estes alimentos possa dar um impulso temporário ao humor, as consequências a longo prazo para a saúde interna são significativas. Dos picos de dopamina à montanha-russa de açúcar, da conexão intestino-cérebro com a escassez de nutrientes e do ciclo vicioso da alimentação emocional, do lixo

a comida deixa uma marca duradoura no nosso bem-estar emocional.

Festejar o impacto da junk food no humor é o primeiro passo para fazer escolhas mais saudáveis e saudáveis. É fundamental priorizar uma dieta balanceada, rica em nutrientes que apoiem a saúde interna e, ao mesmo tempo, limitem o consumo de alimentos reutilizados e pegajosos. Ao fazer isso, não só podemos melhorar a nossa saúde física, mas também proteger o nosso bem-estar emocional a longo prazo.

3:
Explorando a conexão intestino-cérebro

O corpo humano é um sistema complexo onde órgãos e sistemas coloridos trabalham em harmonia para manter a saúde e o bem-estar. Entre as conexões mais interessantes e intrincadas do corpo está aquela entre o intestino e o cérebro. Esta ligação, frequentemente referida como o "eixo intestino-cérebro", desempenha um papel fundamental na regulação não só da nossa saúde física, mas também do nosso bem-estar interno e emocional. Neste conteúdo, entraremos no fascinante mundo da conexão intestino-cérebro, explorando seus mecanismos, significado e o campo de exploração emergente que continua a desvendar seus segredos.

O intestino mais do que apenas digestão:

Tradicionalmente, o intestino tem sido associado principalmente à digestão e imersão de nutrientes dos alimentos que consumimos. Na verdade, é um sistema notável, equipado com órgãos coloridos semelhantes ao estômago, intestino delgado e cólon, que trabalham em comunidade para decompor partículas alimentares complexas em formas mais simples que o nosso corpo pode utilizar para obter energia e crescimento. ainda assim, nos últimos tempos, as descobertas científicas iluminaram a parte multifacetada do intestino que vai além da digestão.

Uma das exposições mais surpreendentes é que o intestino abriga um ecossistema complexo de trilhões de microrganismos, inclusive conhecido como microbiota intestinal. Esses microrganismos incluem bactérias, contágios, fungos e outros micróbios, e formam uma comunidade dinâmica que interage com nosso corpo de inúmeras maneiras. A composição e diversidade desta microbiota têm um impacto profundo na nossa saúde, com os investigadores a descobrirem ligações entre a microbiota intestinal e condições que vão desde a rotundidade até doenças autoimunes.

O cérebro além das redes neurais:

Embora o cérebro seja o centro de nossos estudos, sentimentos e conhecimento, não é uma realidade isolada dentro do nosso corpo. Ele recebe informações constantes de fontes interessantes, e um dos contribuidores mais influentes é o intestino. A comunicação entre o intestino e o cérebro é bidirecional e ocorre por meio de múltiplas vias, com os caprichos do vago e os mensageiros químicos, como neurotransmissores e hormônios, desempenhando papéis vitais.

Uma das principais maneiras pelas quais o intestino influencia o cérebro é através da produção de neurotransmissores semelhantes à serotonina. A serotonina, frequentemente chamada de neurotransmissor do "bem-estar", desempenha um papel fundamental na regulação do humor, e uma parte significativa dela é produzida no intestino. Isto destaca o profundo impacto que a saúde intestinal pode ter no bem-estar emocional e em condições como depressão e ansiedade.

O eixo intestino-cérebro, uma via de mão dupla:

O eixo intestino-cérebro é uma rede dinâmica que facilita a comunicação constante entre o intestino e o cérebro. Esse comércio vai além da regulação do humor e se estende a aspectos coloridos da nossa saúde. A título de ilustração, a exploração resultante mostrou que a microbiota intestinal pode impactar o nosso sistema vulnerável, o metabolismo e, na verdade, a função cognitiva.

Uma área fascinante de estudo dentro da conexão intestino-cérebro é o seu papel em condições neurodegenerativas como a doença de Alzheimer e a doença de Parkinson. Os investigadores descobriram que alterações na composição da microbiota intestinal podem afetar a progressão destas condições, levantando a possibilidade de novas abordagens corretivas que visem o intestino para tratar doenças relacionadas com o cérebro.

O papel da dieta e do estilo de vida:

Ao compreender a ligação intestino-cérebro, torna-se evidente que as nossas escolhas de vida, especialmente a dieta, desempenham um papel significativo. Os alimentos que consumimos não apenas nutrem o nosso corpo, mas também alimentam os triliões de microorganismos no nosso intestino. Uma dieta rica em fibras, prebióticos e probióticos pode promover uma microbiota intestinal saudável, o que, por sua vez, beneficia a saúde do nosso cérebro.

Por outro lado, uma dieta rica em alimentos reutilizados, açúcar e gorduras impregnadas pode perturbar o delicado equilíbrio da microbiota intestinal, levando potencialmente à inflamação e a um aumento da ameaça de doenças neurológicas. Isto sublinha a importância da alimentação consciente e das escolhas saudáveis na manutenção de um eixo harmonioso intestino-cérebro.

O futuro da exploração intestinal-cérebro:

A investigação sobre a ligação intestino-cérebro ainda está na sua imaturidade e há muito mais para descobrir. À medida que a nossa compreensão desta intrincada relação se aprofunda, abrem-se possibilidades instigantes para novos tratamentos e intervenções. Por exemplo, o desenvolvimento de probióticos adaptados para lidar com condições específicas de saúde interna é um campo de exploração em expansão.

Além disso, medicamentos individualizados poderão em breve incluir avaliações da composição da microbiota intestinal existente para tratamentos e intervenções que otimizem a saúde física e interna. A eventualidade de aproveitar o eixo intestino-cérebro para fins terapêuticos é uma fronteira que constitui uma promessa para o futuro da medicina.

Conclusão:

Em conclusão, a ligação intestino-cérebro é um campo de estudo notável e em evolução que tem contra-acusações de longo alcance para a nossa saúde e bem-estar. Ele destaca a intrincada interação entre nosso intestino, a microbiota que ele abriga e nosso cérebro. Essa conexão influencia não só a nossa saúde física, mas também o nosso país interno e emocional. À medida que continuamos a desvendar as mistificações do eixo intestino-cérebro, fica cada vez mais claro que nutrir a saúde intestinal através da dieta e de escolhas de vida é essencial para o vigor geral. A eventualidade de curativos e intervenções inovadoras que visem a ligação intestino-cérebro sublinha a importância da exploração contínua neste campo. À medida que avançamos, a nossa compreensão da ligação intestino-cérebro continuará realmente a expandir-se,

4:
Café da manhã para melhorar o humor: começando bem o dia

O alarme toca e você abre os olhos, grogue, para um novo dia. Ao retirar as cobertas e balançar os pés para fora da cama, um pensamento ocupa sua mente: café da manhã. É a refeição que dá início ao seu dia e, se bem feita, pode definir o tom para um dia positivo e produtivo. Neste conteúdo, exploraremos a importância do café da manhã para o seu humor e compartilharemos algumas ideias deliciosas para o café da manhã que vão melhorar o seu humor e que farão você ansiar pelas manhãs.

A conexão com o clima do café da manhã:

Você já percebeu como seu humor pode variar drasticamente dependendo do que você come no café da manhã? O café da manhã não serve apenas para encher o estômago; trata-se de nutrir seu corpo e mente. O que você escolhe comer pode ter um impacto profundo no seu humor e nos níveis de energia ao longo do dia.

A montanha-russa de açúcar no sangue:

Imagine isto: você acorda e mergulha direto em um cereal açucarado ou em um doce. O açúcar no sangue aumenta, proporcionando uma explosão de energia, mas não dura muito. Logo, você desmaia, sentindo-se irritado e cansado. Esta montanha-russa de níveis de açúcar no sangue pode causar estragos no seu humor. Para evitar isso, opte por cafés da manhã balanceados que incluam carboidratos complexos, proteínas e gorduras saudáveis.

A conexão da serotonina:

A serotonina, muitas vezes chamada de neurotransmissor do "bem-estar", desempenha um papel crucial na regulação do humor. Para produzir serotonina, seu corpo precisa do aminoácido triptofano. Incorporar alimentos ricos em triptofano no café da manhã pode ajudar a melhorar o seu humor. Pense em alimentos como peru, ovos, nozes e sementes.

A importância dos nutrientes:

O café da manhã é uma oportunidade para se abastecer de nutrientes essenciais. As deficiências nutricionais podem contribuir para transtornos de humor e baixos níveis de energia. Um café da manhã rico em vitaminas, minerais e antioxidantes pode dar um tom positivo ao seu dia. Considere incluir frutas, vegetais e grãos integrais em sua refeição matinal.

Ideias para o café da manhã para melhorar o humor:

Agora que entendemos a conexão entre café da manhã e humor, vamos mergulhar em algumas ideias de café da manhã de dar água na boca que vão deixar você feliz e com energia.

1. *Smoothie de sol:*

Comece o dia com uma explosão de sol misturando laranjas, bananas, iogurte grego e um punhado de espinafre. A vitamina C das laranjas e o ácido fólico do espinafre lhe darão uma melhora instantânea no humor, enquanto a proteína do iogurte irá mantê-lo satisfeito até o almoço.

2. *Torrada de Abacate com Ovos Escalfados:*

A torrada de abacate é um clássico do café da manhã por um motivo. As gorduras saudáveis do abacate fornecem energia sustentada, enquanto os ovos escalfados oferecem uma dose de proteína. Finalize com uma pitada de flocos de pimenta vermelha para um impulso extra para melhorar o humor.

3. *Aveia durante a noite:*

Prepare um pote de aveia noturna na noite anterior, misturando aveia em flocos com leite de amêndoa, sementes de chia e suas frutas favoritas. A aveia é uma ótima fonte de fibra e pode ajudar a estabilizar os níveis de açúcar no sangue, mantendo você de bom humor durante toda a manhã.

4. _Manteiga de Nozes e Sanduíche de Banana:_

Espalhe manteiga de amêndoa ou amendoim no pão integral e adicione rodelas de banana. Este café da manhã simples, mas satisfatório, combina proteínas, gorduras saudáveis e as propriedades melhoradoras do humor das bananas, que são ricas em triptofano e vitamina B6.

5. _Omelete Vegetal:_

Bata alguns ovos, refogue seus vegetais favoritos e crie uma omelete fofa. A combinação das proteínas dos ovos e das vitaminas e minerais dos vegetais proporcionará um início de dia repleto de nutrientes.

6. _Pudim de Sementes de Chia:_

As sementes de chia são uma fonte de alimentação nutricional, carregadas com ácidos graxos ômega-3, fibras e proteínas.

Misture sementes de chia com leite de coco e um toque de mel e deixe-as de molho durante a noite. Cubra com frutas frescas para um café da manhã saboroso e estimulante.

7. *Parfait de iogurte grego:*

Camada de iogurte grego com granola e uma variedade de frutas frescas como morangos, mirtilos e kiwi. Este parfait não só fica lindo, mas também fornece probióticos do iogurte e uma dose de antioxidantes das frutas.

Conclusão:

O café da manhã é a sua oportunidade de nutrir o corpo e dar um tom positivo para o dia. Ao escolher opções de café da manhã que melhorem o humor e que proporcionem um equilíbrio de nutrientes, você pode melhorar seu humor, aumentar seus níveis de energia e encarar o dia com uma perspectiva mais brilhante.

Lembre-se de que o que funciona melhor para você pode variar, então sinta-se à vontade para experimentar diferentes combinações de café da manhã até encontrar o que faz você se sentir melhor. Começar o dia com um sorriso no rosto começa com uma escolha cuidadosa do café da manhã. Portanto, aproveite o poder de um café da manhã estimulante e saboreie os benefícios que ele traz para as suas manhãs e muito mais.

5:
Almoços ricos em nutrientes para maior produtividade

No mundo acelerado em que vivemos, a produtividade é uma particularidade amplamente procurada. Quer você seja um empresário, um aluno ou um profissional, a capacidade de manter o foco e atuar com estilo é essencial. Embora vários fatores contribuam para a produtividade, um aspecto frequentemente esquecido é a parte da nutrição, especialmente quando se trata da refeição do meio-dia.

A hora do almoço é um momento crítico no seu dia. É o momento em que seu corpo precisa de perda e energia para se alimentar nas horas restantes de trabalho ou estudo. O que você escolhe comer no almoço pode impactar significativamente seu desempenho, humor e bem-estar geral. Neste conteúdo, exploraremos a concepção de almoços ricos em nutrientes e como eles podem desempenhar um papel vital no aumento da produtividade.

O poder dos almoços ricos em nutrientes:

Almoços ricos em nutrientes são refeições que fornecem ao corpo as vitaminas, minerais e macronutrientes essenciais de que necessita para um funcionamento ideal. Estes almoços são equilibrados, nutritivos e concebidos para sustentar as suas situações energéticas durante todo o outono. Vamos mergulhar nos rudimentos cruciais que tornam os almoços ricos em nutrientes um divisor de águas para a produtividade

1. _Macronutrientes Equilibrados:_

Um almoço rico em nutrientes deve incluir um equilíbrio de carboidratos, proteínas e gorduras saudáveis. Os carboidratos fornecem energia rápida, as proteínas apoiam a forma e o crescimento muscular e as gorduras saudáveis auxiliam na desnutrição e na função cognitiva. Ao incorporar todos os três macronutrientes em seu almoço, você se sentirá mais satisfeito e manterá situações energéticas estáveis.

Considere opções como uma salada de quinoa com grão de bico e abacate, um funk grelhado com mandril integral ou um coliseu de arroz integral com salmão e legumes defumados.

2. _Vitaminas e Minerais:_

Vitaminas e minerais são essenciais para funções corporais coloridas, incluindo saúde cerebral e suporte vulnerável. Conclua uma variedade de frutas e vegetais em seu almoço para garantir que você esteja recebendo uma ampla variedade de micronutrientes. Espinafre, couve, pimentão, frutas vermelhas e frutas cítricas são escolhas excelentes.

3. _Fibra para energia sustentada:_

Alimentos ricos em fibras, como grãos integrais, legumes e vegetais, podem ajudar a manter níveis estáveis de açúcar no sangue, evitando quedas de energia no outono. Incorpore alimentos como quinoa, lentilha e brócolis em suas refeições para aumentar a ingestão de fibras.

4. *Hidratação é importante:*

A desumidificação pode causar fadiga e redução da função cognitiva. Prepare o seu almoço rico em nutrientes com um copo de água ou chá de ervas para se manter encharcado. Evite bebidas excessivamente pegajosas ou cafeína, pois podem causar arpões energéticos e quedas.

Ideias para almoços ricos em nutrientes:

Agora que entendemos a importância dos almoços ricos em nutrientes, vamos explorar algumas ideias práticas de almoço para aumentar sua produtividade

1. *Tigela Mediterrânea:*

-Ingredientes:
-Quinoa
-Funk ou grão de bico grelhado para um opção submissa
-Pepino, tomate cereja e vermelho

cebola
-azeitonas pretas
-lixo feta
-Molho Tzatziki

2. *Wrap Vegetal:*

-Ingredientes:
-Sopa de grãos integrais
-Húmus
-Abacate fatiado
-Flora mista
-Pimentões fatiados, cenouras e
 pepino
-Brotos

3. *Salmão e Espargos:*

- Ingredientes:
-Filé de salmão assado
-Espargos cozidos no vapor
-Quinoa ou arroz integral
-Molho de limão e endro

4. *Salada de Quinua:*

- Ingredientes:
-Quinoa cozida
-Manga cortada
-Pimentão vermelho em cubos

-Seiva preta
-Coentro picado
- Molho vinagrete de limão

5. *Tigela de Batata Doce e Feijão Preto:*

- Ingredientes:
-Células de batata doce assadas
- Seiva preta cozida
-Espinafre ou couve salteados
-Abacate fatiado
-salsa

Essas ideias para o almoço incorporam os princípios das refeições ricas em nutrientes, fornecendo a energia e os nutrientes necessários para serem superados na metade alternada do dia.

Planejando com antecedência almoços ricos em nutrientes:

Um dos desafios de manter uma rotina de almoço rica em nutrientes é a necessidade de planejamento e medicação. Então vão algumas dicas para facilitar

1. Preparação de refeições semanais:

Reserve um tempo toda semana para planejar e preparar seus almoços. Você pode cozinhar grãos, proteínas e legumes picados com antecedência, tornando rápida e fácil a montagem de suas refeições durante a semana.

2. Controle de parcela:

Esteja atento ao tamanho das porções para evitar a gula. Invista em suportes adequados que permitam distribuir suas refeições da semana.

3. Lanche com sabedoria:

Inclua lanches saudáveis como nozes, iogurte ou frutas para manter sua situação energética estável entre as refeições. Evite as tentações das máquinas de negociação.

4. _Ouça o seu corpo:_

Preste atenção aos sinais de fome do seu corpo. Coma até ficar satisfeito, não exorbitantemente cheio.

5. _Experimente e aproveite:_

Não fique histérico para experimentar novas modas e sabores. Comer deve ser uma experiência prazerosa, por isso explore diferentes cozinhas e constituintes.

Conclusão:

Incorporar almoços ricos em nutrientes na sua rotina diurna pode ter um impacto profundo na sua produtividade e no seu bem-estar geral. Ao fornecer ao seu corpo os nutrientes essenciais de que necessita, você estará mais bem equipado para se manter concentrado, energizado e motivado ao longo do dia. Portanto, reserve um tempo para planejar e preparar almoços nutritivos e observe sua produtividade aumentar. Seu corpo e mente vão agradecer.

6:
Alimentação sustentável e benefícios de humor a longo prazo

Introdução:

No mundo de hoje, as escolhas que fazemos sobre o que comemos têm consequências de longo alcance, não só para a nossa saúde, mas também para a saúde da Terra. A alimentação sustentável é uma abordagem salutar que procura equilibrar as necessidades do indivíduo com as do terreno. Este capítulo explora a concepção de alimentação sustentável e seus benefícios implícitos para o humor a longo prazo.

A ligação entre dieta e humor:
A pesquisa mostrou uma forte conexão entre dieta e humor. Consumir uma dieta rica em frutas, vegetais, grãos integrais e proteínas de reposição tem sido associado à melhoria do bem-estar interno. Por outro lado, dietas ricas em alimentos reutilizados, açúcar e gorduras

prejudiciais à saúde podem contribuir para doenças de humor semelhantes como depressão e ansiedade.

Definição de alimentação sustentável: A alimentação sustentável é uma abordagem ao consumo de alimentos que leva em consideração os aspectos ambientais, sociais e éticos do produto e consumo alimentar. Enfatiza a escolha de alimentos que tenham menor impacto no terreno e o apoio a sistemas alimentares éticos e indiferentes.

Componentes-chave da alimentação sustentável:

1. *Ênfase baseada em plantas:*

A redução do consumo de carne e a incorporação de mais alimentos de origem industrial na dieta óssea podem reduzir a pegada de carbono dos produtos alimentares.

2. *Alimentos de origem local:*

A compra de alimentos de origem local apoia a criação original, reduz as emigrações de transporte e incentiva práticas de criação sustentáveis.

3. _Alimentação sazonal:_

A escolha de alimentos da época reduz a energia e os cofres necessários para a produção fora de época.

4. _Minimizando o desperdício de alimentos:_

Reduzir o desperdício de alimentos através de melhores práticas de planejamento e armazenamento de alimentos é um aspecto fundamental da sustentabilidade.

5. _Escolhas alimentares éticas:_

A consideração de práticas laborais justas e do tratamento ético das criaturas é essencial para uma alimentação sustentável.

Benefícios de humor da alimentação sustentável:

1. Dieta rica em nutrientes:

A alimentação sustentável incentiva uma dieta rica em nutrientes, que pode apoiar o funcionamento ideal do cérebro e a regulação do humor.

2. Ácidos Adiposos Ômega-3:

Dietas que enfatizam frutos do mar sustentáveis e fontes de ácidos adiposos ômega-3 de origem industrial podem ajudar a reduzir a inflamação no cérebro, potencialmente aperfeiçoando o humor.

3. Toxinas reduzidas:

A escolha de alimentos orgânicos e produzidos de forma sustentável pode minimizar a exposição a fungicidas e produtos químicos que podem impactar negativamente o humor.

4. *<u>Alimentação consciente:</u>*

Os princípios da alimentação sustentável alinham-se frequentemente com práticas alimentares conscientes, que podem melhorar o bem-estar interno geral.

Conclusão:

A alimentação sustentável não é um estilo ou uma tendência transitória. É uma sabedoria sem data, transmitida através de gerações. É uma moralidade que harmoniza as nossas necessidades individuais com as da comunidade global, tanto humanas como não-humanas. É uma prova da nossa capacidade de fazer escolhas que não apenas nos sustentam no presente, mas também lançam sementes de um futuro mais saudável e feliz.

Então, da próxima vez que você se sentar em uma bagunça, que seja um momento de reflexão e festa. Cada mordida pode ser um protesto do seu compromisso com uma realidade sustentável e alegre, onde a comida no seu prato é um símbolo da sua conexão duradoura com o mundo e a fonte de felicidade que dela pode fluir.

Na grande sinfonia da vida, a alimentação sustentável é a nota harmoniosa que ressoa dentro de nós e além, criando um belo ar que canta sobre paliativos, saúde e felicidade.

7:
Comer para obter energia: vitalidade das escolhas alimentares

No nosso mundo acelerado, a energia é um bem precioso. Quer você seja um profissional ocupado, um pai que lida com múltiplas responsabilidades ou simplesmente tenta aproveitar ao máximo cada dia, ter bastante energia é essencial. No entanto, muitas pessoas lutam com oscilações energéticas, recorrendo frequentemente à cafeína ou a snacks pegajosos para um estímulo rápido. Neste capítulo, exploraremos a relação entre suas escolhas saudáveis e suas situações energéticas, e como você pode comer para obter vitalidade sustentada.

A Equação da Energia:

Antes de investigar alimentos específicos e padrões saudáveis, é importante compreender os princípios introdutórios que regem a nossa situação energética. A energia é deduzida dos alimentos que consumimos, que fornecem ao nosso corpo nutrientes essenciais, principalmente carboidratos, gorduras e proteínas. Esses nutrientes são decompostos durante a digestão e convertidos em energia através de processos metabólicos coloridos.

A chave para manter situações energéticas ideais é alcançar um equilíbrio entre a entrada e o gasto de energia. No entanto, o excesso é armazenado como gordura, se você consumir mais calorias (energia) do que o seu corpo necessita. Novamente, se você consumir constantemente menos calorias do que o seu corpo necessita, poderá testemunhar falta de energia e, com o tempo, perda de peso. Alcançar este equilíbrio é fundamental para o bem-estar geral.

Qualidade acima de quantidade:

Nem todas as calorias são criadas iguais quando se trata de manter a energia. Embora seja tentador concentrar-se apenas na contagem de calorias, a qualidade das calorias que você consome é inversamente importante. Alimentos amplamente reutilizados, pegajosos e melhorados podem proporcionar uma rápida redução de energia, mas são frequentemente seguidos por uma queda, deixando você com uma sensação de cansaço e preguiça. em vez disso, opte por alimentos ricos em nutrientes que oferecem energia sustentada ao longo do dia.

Carboidratos complexos:

Os carboidratos são a principal fonte de energia do seu corpo. Os carboidratos complexos, presentes em alimentos como grãos integrais, frutas e vegetais, são digeridos lentamente, proporcionando uma liberação constante de energia. Esses alimentos também são ricos em fibras, o que ajuda a estabilizar situações de açúcar no sangue, evitando arpões energéticos e quedas.

Gorduras Saudáveis:

As gorduras são outro elemento essencial de uma dieta equilibrada. Gorduras saudáveis, semelhantes às encontradas em abacates, nozes e azeite de oliva, fornecem uma fonte concentrada de energia e apoiam a imersão em vitaminas responsáveis pela gordura. Incluir essas gorduras em suas refeições pode ajudar a sustentar situações de energia e mantê-lo saciado.

Poder Proteico:

As proteínas desempenham um papel fundamental na reparação e construção de apkins, mas também podem contribuir para a sua situação energética. Incluir fontes extras de proteína, como carne, peixe, seiva e tofu, em sua dieta pode ajudar a estabilizar o açúcar no sangue e promover energia duradoura.

Horário e frequência das refeições:

Além dos tipos de alimentos que você ingere, o momento e a frequência de suas reflexões podem impactar significativamente sua situação energética. Pular as refeições ou ficar muito tempo sem comer pode levar a quedas de açúcar no sangue, causando fadiga e perversidade. em vez disso, procure refeições e lanches regulares e equilibrados ao longo do dia.

Café da Manhã: O Início Energizante:

O café da manhã é frequentemente considerado a bagunça mais importante do dia por um motivo. Depois de uma noite de sono, seu corpo precisa de energia para iniciar o metabolismo e fornecer energia para o dia seguinte. Um café da manhã balanceado que inclua carboidratos, proteínas e gorduras saudáveis pode dar um tom positivo às suas situações energéticas.

Lanche inteligente:

Lanches saudáveis podem ajudar a manter situações energéticas entre as refeições. Conclua para lanches que combinam carboidratos e proteínas, como iogurte com frutas vermelhas ou biscoitos integrais com homus. Essas escolhas fornecem uma fonte sustentada de energia e ajudam na intemperança durante as principais reflexões.

Alimentação consciente:

Em nosso mundo acelerado, é fácil apressar as refeições ou comer sem pensar. ainda assim, reservar um tempo para saborear a comida e prestar atenção aos sinais de fome e saciedade pode melhorar a digestão e a aplicação de energia. Comer com atenção permite que você aproveite mais suas refeições e evite a gula, que pode levar à prontidão.

Hidratação é importante:

A desumidificação pode cansar sua energia e deixá-lo cansado. Certifique-se de beber uma quantidade aceitável de água ao longo do dia para se manter encharcado. Chás de ervas, água investida e água de coco também são excelentes opções para mantê-lo revigorado.

O papel dos suplementos:

Embora uma dieta equilibrada deva fornecer imaculadamente todos os nutrientes de que você precisa, algumas pessoas podem lucrar com suplementos saudáveis para apoiar sua situação energética. Consulte um profissional de saúde antes de tomar suplementos, pois ele pode avaliar suas necessidades específicas e recomendar opções aplicáveis.

Conclusão:

Comer para obter energia não significa apenas encher o estômago; trata-se de fazer escolhas informadas que nutrem seu corpo e proporcionem vitalidade duradoura. Ao se apegar a alimentos ricos em nutrientes, a horários equilibrados para fazer bagunça e a práticas alimentares conscientes, você pode manter situações de energia constantes ao longo do dia. Lembre-se de que mudanças pequenas e sustentáveis em sua dieta podem levar a avanços significativos em seu bem-estar geral. No próximo capítulo, exploraremos a conexão entre nutrição e clareza interna, mostrando como suas escolhas alimentares podem impactar sua função cognitiva.

8:
O papel dos carboidratos no bem-estar emocional

Os carboidratos são um elemento básico da nossa dieta e desempenham um papel fundamental na manutenção do nosso bem-estar geral, incluindo a nossa saúde emocional. Embora os hidratos de carbono tenham sido frequentemente associados à energia física e à nutrição, o seu impacto no nosso humor e sentimentos é inversamente significativo. Esta composição explora a relação multifacetada entre carboidratos e bem-estar emocional, esclarecendo como os alimentos que consumimos podem afetar nosso humor, situações de estresse e estado emocional geral.

Compreendendo os carboidratos:

Os carboidratos são um dos três principais macronutrientes, junto com proteínas e gorduras. Eles são encontrados principalmente em alimentos como grãos, legumes, frutas, vegetais e laticínios. Os carboidratos são classificados em duas ordens principais: carboidratos simples (açúcares) e carboidratos complexos (feijões e filamentos). Ambos os tipos de carboidratos são essenciais para o nosso corpo, mas impactam nossos sentimentos de maneiras diferentes.

A conexão entre carboidratos e serotonina:

A serotonina é um neurotransmissor que desempenha um papel vital na regulação do humor, ansiedade e depressão. Os carboidratos, especialmente aqueles com alto índice glicêmico, podem afetar a produção de serotonina no cérebro. Quando consumimos carboidratos, eles provocam um aumento na insulina, o que permite que o triptofano, um aminoácido necessário para a fusão da serotonina, entre no cérebro com mais fluência. Isto, por sua vez, pode levar a uma melhoria do humor e a uma sensação geral de bem-estar.

Carboidratos e gerenciamento de estresse:

Os carboidratos também podem ajudar no controle do estresse. Quando estamos estressados, nosso corpo libera cortisol, um hormônio do estresse, que pode levar ao aumento do estresse.
para alimentos ricos em carboidratos. Este milagre é frequentemente conhecido como "comer sob estresse". Consumir carboidratos durante momentos estressantes pode proporcionar uma sensação temporária de conforto e alívio, pois podem ajudar a reduzir situações de cortisol e promover a liberação de neurotransmissores de bem-estar.

Equilibrando carboidratos para o bem-estar emocional:

Embora os carboidratos possam ter um impacto significativo no bem-estar

emocional, é essencial manter uma dieta balanceada. O consumo excessivo de carboidratos simples, semelhantes a lanches pegajosos e produtos potáveis, pode levar a picos e quedas de açúcar no sangue, piorando potencialmente as alterações de humor e a insegurança emocional. A chave é incorporar carboidratos complexos, como grãos integrais e vegetais, em sua dieta para dar uma
fonte constante de energia sem os efeitos adversos do consumo excessivo de açúcar.

Variações individuais e sensibilidade aos carboidratos:

É importante comemorar que as pessoas possam responder melhor aos carboidratos. Algumas pessoas podem ser mais sensíveis às oscilações de açúcar no sangue, enquanto outras podem ter preferências salutares e tolerância variadas. Fatores como genética, metabolismo e saúde geral podem afetar o modo como os carboidratos afetam o bem-estar emocional de uma pessoa.

Conclusão:

Concluindo, os carboidratos desempenham um papel significativo no bem-estar emocional. Eles podem afetar o humor, as situações de estresse e a saúde emocional geral por meio de seu impacto em neurotransmissores como a serotonina e seu papel na operação do estresse. ainda assim, é fundamental consumir carboidratos de forma equilibrada e consciente para colher seus benefícios emocionais sem transmitir bens colaterais negativos. além disso, as variações individuais devem ser consideradas ao avaliar o impacto dos carboidratos no bem-estar emocional. Ao manter uma dieta equilibrada e fazer escolhas alimentares informadas, pode-se aproveitar a eventualidade positiva dos hidratos de carbono para apoiar a sua saúde emocional.

9:
Conforto culinário: como a comida provoca emoções

A comida vai além do simples sustento; é uma força importante que pode evocar uma ampla gama de sentimentos. Desde a sensação reconfortante de um coliseu de neblina funk em um dia de tempestade até a festividade alegre de uma costeleta de chocolate decadente em uma festa de aniversário, a comida tem a capacidade única de tocar nossos corações e almas. Neste capítulo, exploraremos a intrincada relação entre comida e sentimentos, investigando as maneiras pelas quais os gestos culinários podem moldar nosso humor e nossas lembranças.

A linguagem da comida:

A comida é uma linguagem universal que transcende fronteiras e sociedades. Ele fala conosco de maneiras que as palavras não conseguem. Imagine o aroma do mandril recentemente aceso flutuando no ar, ou o farfalhar das cebolas em um rosto quente. Esses gestos sensíveis desencadeiam uma cascata de sentimentos e lembranças que nos transportam para diferentes épocas e lugares.

Uma das razões pelas quais a comida é tão completa em inspirar sentimentos é a sua capacidade de explorar os nossos instintos primitivos. O sabor, o cheiro e a aparência dos alimentos podem desencadear uma onda de neurotransmissores e hormônios em nossa inteligência, levando a uma ampla gama de respostas emocionais. Por exemplo, a visão de um prato lindamente preparado em um restaurante sofisticado pode suscitar paixões de admiração e expectativa, enquanto o sabor de uma comida reconfortante infantil favorita pode trazer uma sensação de nostalgia e calor.

Comida reconfortante: um abraço para a alma:

Quando pensamos em comida e sentimentos, uma concepção que incontinentemente vem à mente é a de "comida reconfortante". São estes os pratos que recorremos em momentos de stress ou tristeza, em busca de consolo e alimento emocional. Os alimentos reconfortantes estão profundamente enraizados em nossas histórias particulares e freqüentemente remetem aos sabores de nossa infância. Quer seja um coliseu de almofadinhas e lixo, um prato de purê de batata ou uma fatia de torta de maçã, esses pratos têm o poder de acalmar nossas mentes preocupadas e levantar nosso ânimo.

Mas por que encontramos conforto em situações específicas alimentos? A resposta está na conexão entre gosto e emoção. A pesquisa mostrou que certos sabores e texturas podem desencadear a liberação de endorfinas, as substâncias químicas do "bem-estar" do cérebro. Para muitas pessoas, os alimentos reconfortantes estão associados a lembranças e gestos positivos, tornando-os uma escolha natural na busca de apoio emocional.

Conexões Culturais:

A comida não é apenas uma fonte de conforto particular, mas também um reflexo da identidade e do património cultural. Diferentes sociedades têm as suas próprias tradições culinárias, cada uma com o seu próprio conjunto de associações emocionais. Por exemplo, os pratos picantes e doces da culinária indiana são frequentemente associados à festa e à alegria, enquanto a simplicidade do sushi japonês pode suscitar paixões de serenidade e consciência.

A comida também desempenha um papel central nos rituais e observâncias artísticas. Em muitas sociedades, o ato de participar de uma bagunça com ossos queridos é um símbolo de proximidade e união. Quer se trate de uma festa de Ação de Graças nos Estados Unidos ou de um chá tradicional no Japão, esses rituais culinários servem para fortalecer os laços sociais e promover um sentimento de pertencimento.

O poder da nostalgia:

A nostalgia é um importante detector emocional e a comida tem uma capacidade incrível de nos transportar de volta no tempo. Uma única mordida em uma guloseima apreciada pode provocar uma onda de lembranças e sentimentos, reconectando-nos com nossa história. Este milagre não se limita a pratos específicos; também pode estar vinculado aos rituais e tradições associados à alimentação.

Pense na expectativa e na emoção que acompanham as reflexões das férias. O cheiro de limão no Dia de Ação de Graças ou o cheiro dos olhos de Natal recentemente acesos podem nos transportar incontinentemente para o calor e o conforto das reuniões familiares. Estas tradições produzem uma sensação de durabilidade e ligação com a nossa história, descansando-nos num mundo em constante mudança.

O lado negro: alimentação emocional:

Embora a comida tenha o poder de trazer conforto e alegria, também pode ser uma fonte de tortura emocional. A alimentação emocional, um milagre onde as individualidades usam a comida para lidar com sentimentos negativos como estresse, ansiedade ou tristeza, é um problema complexo que afeta inúmeras pessoas. em vez de abordarem as causas profundas dos seus sentimentos, as individualidades podem recorrer à comida como uma fuga temporária.

Compreender a relação entre comida e sentimentos é fundamental para abordar a alimentação emocional. É essencial festejar quando a comida é usada como reforço e buscar formas mais saudáveis de lidar com sentimentos negativos. Isso pode envolver o desenvolvimento de formas de conscientização, a busca de apoio de um terapeuta ou a descoberta de formas indispensáveis de controlar o estresse e a ansiedade.

Conclusão:

Concluindo, a comida é um importante eliciador de sentimentos. Da compreensão reconfortante dos alimentos reconfortantes à alegria das festas artísticas e, na verdade, à onda agridoce da nostalgia, a comida tem um impacto profundo nas nossas vidas emocionais. É essencial festejar o papel que a comida desempenha no nosso bem-estar emocional e cultivar uma relação saudável com o que comemos. Ao compreender a ligação entre comida e sentimentos, podemos aproveitar o seu poder para nutrir não só o nosso corpo, mas também a nossa alma. Então, da próxima vez que você saborear uma bagunça suculenta, reserve um momento para apreciar os sentimentos que ela desperta dentro de você e deixe a comida ser uma fonte de alegria e conexão em sua vida.

10:
Vitaminas B e Harmonia do Sistema Nervoso

O sistema nervoso é uma teia complexa e intrincada de células, neurotransmissores e vias responsáveis pela coordenação da conduta voluntária e involuntária. Estes incluem movimento muscular, resposta a estimulantes ambientais, conformação da memória e, na verdade, regulação do humor. Tal como acontece com todos os sistemas do corpo, o sistema nervoso necessita de nutrientes essenciais para funcionar de forma ideal. Entre esses nutrientes essenciais estão as vitaminas B, um grupo de vitaminas responsáveis pela água, conhecidas por desempenhar um papel significativo na manutenção da harmonia do sistema nervoso.

Vitaminas B: (uma visão geral)

O termo "vitaminas B" refere-se a um grupo de oito vitaminas responsáveis pela água que desempenham um papel crítico no metabolismo celular. Eles incluem

1. B1 (tiamina)
2. B2(Riboflavina)
3. B3 (Niacina)
4. B5 (ácido pantotênico)
5. B6(Piridoxina)
6. B7(Biotina)
7. B9 (Ácido Fólico ou Folato)
8. B12 (cobalamina)

Cada uma dessas vitaminas tem funções únicas no corpo, mas frequentemente atuam em comunidade. Como são responsáveis pela água, o corpo não os armazena em grandes quantidades, tornando essencial a ingestão regular.

Papel no sistema nervoso:

Várias vitaminas B estão diretamente envolvidas no funcionamento do sistema nervoso:

Tiamina (B1): Auxilia na função caprichosa e na produção de neurotransmissores. Uma insuficiência pode levar a uma condição chamada beribéri, que afeta o sistema nervoso suplementar.

Niacina (B3): Essencial para a forma do DNA e produto do estresse e dos hormônios relacionados ao coito nas glândulas supra-renais. Uma insuficiência grave resulta em pelagra, que pode gerar sintomas neurológicos como perversidade e confusão interna.

Piridoxina(B6): Integral à criação de neurotransmissores, incluindo serotonina, dopamina e ácido gama-aminobutírico (GABA). Uma insuficiência pode causar perversidade, depressão e mal-estar.

Folato (B9): Desempenha um papel na fusão de DNA e RNA, que é fundamental para a divisão celular rápida e o crescimento de células caprichosas, especialmente durante a gestação. Sua insuficiência pode causar lesões no tubo neural em bebês.

Cobalamina (B12): Essencial para manter a jaqueta de mielina, que envolve e protege os filamentos caprichosos. Uma insuficiência pode gerar danos caprichosos e condições como neuropatia suplementar.

A Harmonia do Sistema Nervoso:

Quando nos relacionamos com a "harmonia" do sistema nervoso, estamos a falar da capacidade do sistema para servir de uma forma equilibrada e eficaz. Esta harmonia é essencial para

1. *Funções Cognitivas:*

Memória, madeira de decisão, alfabetização e atenção.

2. *Regulação Emocional:*

Gerenciando o estresse, estabilização do humor e redução da ansiedade.

3. Coordenação Sensorimotora:

Colaboração muscular, processamento sensível de informações e conduta reflexa.

Uma entrada equilibrada de vitaminas B garante a harmonia do sistema nervoso, estimulando a fusão de neurotransmissores, mantendo a saúde das células caprichosas e apoiando os processos metabólicos do sistema nervoso.

Perturbação da Harmonia:

A insuficiência de qualquer uma das vitaminas B pode perturbar esta harmonia e levar a uma série de sintomas neurológicos e psiquiátricos. Estes podem incluir pobreza de memória, doenças de humor, dores caprichosas ou mesmo condições degenerativas ao longo do tempo. Pelo lado sábio, embora o corpo precise dessas vitaminas, a ingestão excessiva também pode ser perigosa. Por exemplo, B6 excessivo pode causar danos caprichosos, levando à impassibilidade e fraqueza muscular.

Garantindo a ingestão aceitável:

Para garantir que você está recebendo vitaminas B suficientes:

1. _Diversifique sua dieta:_

Incorpore uma mistura de carne, laticínios, ovos, flora exuberante, legumes e grãos integrais.

2. _Considere a suplementação:_

Especialmente se você segue dietas específicas, como o veganismo, que pode contar com algumas fontes de vitamina B. ainda assim, sempre consulte um profissional de saúde antes de iniciar os suplementos.
3. * Limitar a ingestão de álcool * O álcool pode interferir na imersão e no metabolismo da vitamina B.

Conclusão:
A relação entre as vitaminas B e a harmonia do sistema nervoso é complexa. Congelar uma entrada aceitável e

equilibrada desses nutrientes essenciais pode ajudar muito na promoção da saúde cognitiva, emocional e sensório-motora. Com o sistema nervoso sendo fundamental para nossos gestos e respostas, priorizar essas vitaminas pode melhorar significativamente a qualidade de vida.

11:
Criatividade Culinária: Cozinhando para Alegria e Bem-Estar

Num mundo impregnado de cadeias de fast food e de refeições instantâneas, a arte da cozinha pode ocasionalmente parecer uma relíquia da história. ainda assim, a cozinha continua a ser um dos espaços mais profundos onde a arte encontra a necessidade, a paixão encontra a comida e a criatividade encontra o bem. a culinária, com sua infinidade de sabores, texturas e formas, oferece um óleo rico e sensível que pode elevar o espírito, nutrir o corpo e estimular a mente.

A natureza corretiva da culinária:

Para muitos, o próprio ato de cozinhar serve como um exercício pensativo. A picada métrica dos vegetais, o farfalhar das cebolas no rosto e os aromas doces das especiarias misturadas no ar podem ser tão corretivos quanto uma sessão de respiração profunda ou ioga. À medida que você envolve as mãos e mergulha os sentidos, o ato se torna uma forma de consciência. Ao fixar-se no presente – o sabor, o cheiro, a sensação dos constituintes – o osso pode escapar em breve das tensões do mundo exterior.

Além disso, a natureza tátil dos medicamentos alimentares pode estimular o cérebro de uma forma que outros condicionamentos não conseguem. Amassar massa, por exemplo, não é apenas fazer mandril ou pizza; é uma experiência física, que libera a pressão dos músculos e, na verdade, gera lembranças ou sentimentos associados à comida.

Criatividade e Exploração:

Cozinhar é tão importante quanto a experimentação quanto seguir a moda. A cozinha torna-se um laboratório de alquimista, onde um gosto disto e uma pitada daquilo podem transfigurar os constituintes introdutórios numa obra-prima culinária. Já tentou adicionar um toque de canela ao molho de espaguete ou um pouco de leite de coco na névoa? Essas pequenas apostas fora da "caixa dos formulários" podem levar a descobertas prazerosas.

A criatividade na cozinha não se limita apenas aos sabores; estende-se a texturas, cores e doação. As cores vibrantes de uma salada de verão, a sensação acetinada de uma espuma ou a subcasta de tijolo em cima de um crème brûlée – tudo isso é uma prova da experiência multissensorial que a culinária oferece.

A alegria de compartilhar:

Um dos aspectos mais gratificantes da criatividade culinária é a alegria de compartilhar. Uma bagunça, por mais simples que seja, torna-se um meio de expressão, um gesto de amor, cuidado e hospitalidade. O ato de participar da alimentação, seja com a família, com os mosqueteiros ou mesmo com os não-nativos, promove a conexão e a comunidade. Em numerosas sociedades, oferecer comida é oferecer um pedaço do coração, fazendo da mesa de jantar um espaço sagrado onde se nutrem laços e se criam recordações.

Cozinhando para o bem-estar:

Além dos benefícios emocionais e espirituais, cozinhar do zero oferece uma vantagem palpável para a saúde física. Numa época em que os alimentos reutilizados estão carregados de conservantes, açúcares e gorduras prejudiciais à saúde, assumir o controle dos seus constituintes garante que o que entra no seu corpo seja saudável e nutritivo. Ao optar por constituintes frescos e controlar as quantidades de cotonete, açúcar e gorduras, pode-se adaptar as reflexões às necessidades e preferências específicas de saúde.

Além disso, o ato de cozinhar pode inseminar uma apreciação mais profunda pela comida. Compreender o percurso de um prato, desde os constituintes crus até ao prato final, pode promover uma abordagem mais consciente à alimentação. Este conhecimento pode, por sua vez, promover uma melhor digestão, reduzir a gula e melhorar a experiência gastronómica geral.

Desafios culinários como aberturas de crescimento:

Todo chef, neófito ou especialista, encontra desafios. talvez seja um suflê que se recusa a crescer, um molho que se divide ou sabores que simplesmente não se misturam. ainda assim, estes obstáculos são aberturas de crescimento disfarçadas. Eles estimulam a exploração, estimulam mais testes e, o mais importante, educam a adaptabilidade. prostrar-se em desafios semelhantes pode dar uma sensação de realização que é excepcionalmente satisfatória.

Nutrindo a Alma e a Mente:

a culinária, em substância, é uma experiência holística. Não se trata apenas de encher o estômago, mas também de nutrir a alma e a mente. Quando abordado com entusiasmo e curiosidade, pode ser uma viagem de descoberta de tons. a moda transmitida de geração em geração pode servir de base para a herança de alguém, enquanto experimentar pratos de diferentes corredores do mundo pode oferecer um gostinho de novas sociedades e tradições.

Conclusão:

No cotilhão de sabores, aromas e texturas, a culinária surge como uma festa da própria vida. É um espaço onde a criatividade não tem limites e onde a alegria e o bem se unem numa criação prazerosa. Quer você seja um chef amador em busca de uma fuga corretiva ou um cozinheiro experiente em busca de novos desafios, a cozinha o aguarda de braços abertos, pronto para embarcar em uma aventura culinária que transcende o prato.

12:
Neurotransmissores Nutritivos: Comida e Felicidade

Costuma-se dizer que "você é o que você come", e as recentes descobertas científicas estão dando a essa palavra mais credibilidade do que nunca. A ligação entre alimentação e humor não é simplesmente anedótica; está bioquimicamente interligado. No centro desta relação estão os neurotransmissores, os mensageiros químicos da nossa inteligência que regulam os sentimentos, o humor, o apetite e outras funções coloridas. Vamos ver como alimentos específicos afetam a situação de certos neurotransmissores e, consequentemente, nossa sensação de felicidade.

1. *Serotonina, o regulador do humor:*

Alimentos para aumentar a serotonina: Peru, ovos, lixo, tofu, salmão, nozes, sementes e bananas.

A serotonina, frequentemente considerada o neurotransmissor do "bem-estar", é fundamental para manter o equilíbrio do humor. Uma deficiência pode levar à depressão. aumentar as situações de serotonina no cérebro, promovendo uma sensação de calma, felicidade e bem-estar.

2. *Dopamina O Mensageiro do Preço e do Prazer:*

Alimentos para aumentar a dopamina: Poupe carne, peixe, ovos, laticínios, seiva e nozes.

A dopamina está associada ao prazer, ao preço e à provocação. É a pressa que você sente depois de conseguir algo ou a alegria de uma bagunça prazerosa. A tirosina, um aminoácido presente em muitas proteínas, é um bloco estrutural da dopamina. Congelar uma dieta rica em tirosina pode potencialmente elevar o ânimo e situações de provocação.

3. *GABA (ácido gama-aminobutírico), o agente calmante:*

Alimentos para aumentar o GABA: Grãos integrais, seiva, lentilhas, amêndoas, frutas vermelhas e espinafre.

GABA serve como um neurotransmissor inibitório, o que significa que acalma o esforço caprichoso. Atua como analgésico natural do cérebro, provocando paixões de relaxamento e aliviando a ansiedade. Alimentos ricos em magnésio e vitamina B6 podem promover o produto GABA, reduzindo potencialmente o estresse e a ansiedade.

4. *Endorfinas, os anódinos naturais do corpo:*

Alimentos para aumentar as endorfinas: Alimentos picantes, chocolate amargo e morangos.

As endorfinas são liberadas em resposta à dor ou ao estresse e ajudam a atenuar as paixões de desconforto. Produzem uma sensação de êxtase, análoga à produzida pelos opioides. alimentos picantes, devido à emulsão de capsaicina, podem desencadear a liberação de endorfinas. Além disso, o chocolate amargo contém feniletilamina, que pode aumentar os níveis de endorfina.

5. *Acetilcolina, o impulsionador do aprendizado e da memória:*

Alimentos para aumentar a acetilcolina: Ovos, fígado, laticínios, amendoim e soja.

A acetilcolina desempenha um papel vital nas funções cognitivas como memória e alfabetização. A colina, encontrada em vários alimentos, é um precursor da acetilcolina. congelar informações aceitáveis pode potencialmente melhorar os processos cognitivos e a clareza do estudo.

Dieta Equilibrada Uma Mente Equilibrada:

Embora seja tentador concentrar-se em alimentos específicos para estimular determinados neurotransmissores, é vital relembrar a importância de uma dieta equilibrada. Consumir uma gama diferente de nutrientes garante uma saúde cerebral ideal. Depender excessivamente de um único grupo alimentar pode gerar desequilíbrios, o que pode anular os benefícios.

Conclusão:

A intrincada ligação entre comida e felicidade sublinha a importância das escolhas salutares. neurotransmissores nutricionais através de uma seleção consciente de alimentos podem abrir caminho para a melhoria do humor, redução do risco de depressão e bem-estar interno geral. À medida que a sabedoria continua a descobrir as inúmeras formas pelas quais a comida afeta os nossos sentimentos, uma coisa é certa: o que consumimos desempenha um papel vital na determinação de como nos sentimos. Então, na próxima vez que você for fazer um lanche, lembre-se de que você não está apenas alimentando seu corpo, você também está nutrindo sua mente.

13:
A dieta mediterrânea: uma receita para uma vida alegre

O Mar Mediterrâneo, com as suas águas azuis, testemunhou a ascensão e queda de conglomerados, o nascimento de sociedades e o desenvolvimento de uma dieta que não só nutre o corpo, mas também eleva o espírito. A dieta mediterrânica, com ênfase em frutas frescas, vegetais, cereais integrais e gorduras saudáveis, é um testemunho de séculos de tradições culinárias combinadas com uma profunda compreensão dos benefícios naturais dos constituintes. Não se trata apenas de comida; é um modo de vida que promete vida, saúde e um sabor de vida.

1. *Origens e Evolução:*

A dieta mediterrânica tem as suas raízes nos padrões salutares dos países que margeiam o Mar Mediterrâneo, incluindo

Espanha, Itália, Grécia e sul de França. A cornucópia natural da região, aliada às diversas influências artísticas, originou uma alimentação rica em sabores, texturas e nutrientes. As oliveiras florescem, as estações estendem-se sobre colinas e o oceano oferece a sua generosidade, tudo contribuindo para um menu suculento e saudável.

2. *Componentes principais:*

A força da dieta mediterrânica reside na sua simplicidade. Ele enfatiza

-Frutas e vegetais:A base de toda bagunça, oferecendo uma infinidade de cores, sabores e nutrientes essenciais.

- Grãos Integrais:Pão, macarrão e grãos antigos como farro e bulgur fornecem energia e fibras saudáveis.

- Gorduras Saudáveis:O azeite de oliva, usado livremente na culinária e na garoa, fornece gorduras monoinsaturadas saudáveis para a saúde do coração. Nozes e sementes também oferecem proteínas e ácidos adiposos essenciais.

- **Proteínas magras:**Peixes e frutos do mar frescos, consumidos regularmente, forçam os ácidos adiposos ômega-3, enquanto carne, ovos e laticínios (especialmente iogurte e lixo) fornecem fontes frescas de proteína.

- **Leguminosas:**Grão de bico, lentilha e seiva oferecem proteínas, fibras e uma infinidade de vitaminas e minerais.

- **Ervas e especiarias:**Em vez de cotonete, a culinária mediterrânea usa molhos como manjericão, alecrim e orégano, e especiarias como açafrão e páprica, para temperar os pratos.

- **Consumo Moderado de Vinho:**Tradicionalmente, as refeições são acompanhadas por um pequeno copo de vinho tinto, que tem sido associado a benefícios cardiovasculares.

3. Além da nutrição, um modo de vida:

O que torna a dieta mediterrânea tão única é que ela vai além do que está no prato. É sobre

- **Alimentação alegre:**As refeições são um momento de festa, frequentemente participado com familiares e mosqueteiros, deliciando-se com cada mordida e saboreando a companhia.

- **Atividade física:**Seja caminhando pelos olivais, dançando num jubileu original ou trabalhando nos campos, o movimento está integrado na vida diurna.

- **Atenção plena:**Desde a opção pelos constituintes mais frescos a pedido até ao ato de cozinhar e comer, há uma sensação de presença e valorização.

4. _Benefícios para a saúde:_

O impacto positivo da dieta mediterrânica na saúde é amplamente respeitado

- **Saúde do coração:**Vários estudos demonstraram que ele pode reduzir o risco de doenças cardiovasculares, melhorando os níveis de colesterol, pressão arterial e inflamação.

- **Saúde do Cérebro:**A combinação de antioxidantes, gorduras saudáveis e vitaminas pode proteger contra o declínio cognitivo e a loucura.

- Controle de peso: Seu foco em alimentos integrais e despidos e na alimentação consciente podem contribuir para a manutenção de um peso saudável.

- Longevidade: Algumas das populações mais longevas do mundo provêm da região do Mediterrâneo e a sua dieta é um factor contribuinte significativo.

5. *Abraçando o estilo de vida mediterrâneo:*

Adotar o modo de vida mediterrâneo envolve mais do que apenas mudanças salutares

- Cozinhe em casa: Envolva-se na alegria de preparar refeições, explorar novas modas e aproveitar os frutos do seu trabalho.

- Comunidade: Compartilhe reflexões com ossos amados, construindo conexões e nutrindo conexões.

- Fique ativo: Encontre os condicionamentos que você adora, seja dançar, caminhar ou fazer jardinagem, e inclua-os em sua rotina.

- Saboreie o momento: Desacelere, aprecie a beleza ao seu redor e esteja presente em cada momento.

6. *Um gostinho do Mediterrâneo:*

Para compreender verdadeiramente o apelo da dieta mediterrânica, é preciso deliciar-se com os seus pratos

- Salada grega: Uma mistura estimulante de tomates, pepinos, azeitonas, queijo feta e molhos, salpicados com tinta de azeite.

- Paella: Um prato de arroz espanhol repleto de sabores de açafrão, vegetais e uma mistura de frutos do mar.

- Ratatouille: Um ensopado francês feito com berinjela, abobrinha, pimentão e tomate, mimado com azeite e molhos.

- Húmus: Uma delicada mistura de grão de bico, tahine, bomba e alho, perfeita para mergulhar ou barrar.

Conclusão:

A dieta mediterrânea é uma sinfonia de sabores, texturas e aromas que nutre o corpo e a alma. É uma festa dos prazeres simples da vida, comida fresca, boa companhia e a alegria de viver em harmonia com a natureza. À medida que navegamos pelas complicações da vida ultramoderna, o estilo de vida mediterrânico oferece uma forma não apenas de alimentação saudável, mas de uma vida repleta de alegria, propósito e bem-estar.

14:
Antioxidantes e resiliência mental

No domínio contemporâneo da saúde e do vigor, os antioxidantes têm sido amplamente cogitados devido à sua eventualidade em negar partículas perigosas chamadas de revolucionários livres, que podem gerar danos celulares. Embora a sua doação para a saúde física seja bem reconhecida, um corpo imperativo de exploração está a explorar a fascinante ligação entre antioxidantes e adaptabilidade interna. Este conteúdo tem como objetivo interpretar essa conexão, detalhando como esses compostos importantes podem reforçar a mente mortal contra o estresse cerebral e o declínio cognitivo.

1. *Compreendendo os antioxidantes:*

Antioxidantes são partículas que inibem a oxidação de outras partículas, impedindo assim o produto de revolucionários livres. Estes revolucionários livres podem instigar uma resposta em cadeia que danifica as células. O corpo produz naturalmente alguns antioxidantes e também os absorve dos alimentos, principalmente frutas, vegetais, nozes e certos tipos de carne.

2. *O cérebro, um órgão vulnerável:*

O cérebro é particularmente suscetível ao estresse oxidativo devido ao seu alto consumo de oxigênio, abundante conteúdo lipídico e defesas antioxidantes bastante baixas. Com o tempo, o estresse oxidativo pode comprometer a função e a integridade neuronal e, de fato, levar à morte celular. Esta vulnerabilidade tornou o cérebro um foco importante no estudo dos bens defensivos dos antioxidantes.

3. *A conexão entre estresse oxidativo e saúde mental:*

o estresse oxidativo habitual está cada vez menos associado a problemas internos de saúde, incluindo depressão, ansiedade e certas condições neurodegenerativas. O elo comum? Inflamação. a inflamação habitual no cérebro, impulsionada em parte pelo estresse oxidativo, pode perturbar as vias dos neurotransmissores, viciar a função sináptica e, de fato, danificar as estruturas neurais.

4. *Antioxidantes como Agentes Neuroprotetores:*

Há cada vez mais evidências de que os antioxidantes, em virtude da sua capacidade de reduzir o stress oxidativo, podem ser neuroprotetores. Para o caso

- **Vitamina E:**Frequentemente encontrada em nozes, sementes e espinafre, a vitamina E tem se mostrado eficaz na prevenção do declínio cognitivo, especialmente em adultos idosos.

- **Vitamina C:**Geralmente proveniente de frutas cítricas, pimentões e morangos, observou-se que a vitamina C melhora o humor e compensa distúrbios cerebrais relacionados ao estresse.

- **Polifenóis:**Esses compostos, abundantes em alimentos como frutas vermelhas, chá e chocolate amargo, demonstraram estar envolvidos na melhoria da função cognitiva e do humor.

5. *Resiliência Mental: Além da Cognição:*

A adaptabilidade mental refere-se à capacidade de permanecer psicologicamente robusto diante da adversidade. Não se trata simplesmente da ausência de problemas internos de saúde, mas de uma capacidade visionária para se recuperar dos desafios. O estresse oxidativo pode dificultar o manejo dos estressores pelos indivíduos, reduzindo assim a adaptabilidade.

Mas como os antioxidantes entram em ação?

6. <u>*Protegendo os efeitos do estresse psicológico:*</u>

O estresse aumenta o produto dos revolucionários livres. Os antioxidantes podem ajudar a amortecer o cérebro contra os efeitos negativos destes revolucionários convencidos do stress, reduzindo assim potencialmente o impacto do stress cerebral.

Um estudo sobre criaturas expostas ao estresse social habitual concluiu que aqueles com dietas ricas em antioxidantes apresentavam sinais menores de ansiedade e depressão. Embora seja necessária uma maior exploração em humanos, estas descobertas fornecem uma comprovação convincente da parte implícita dos antioxidantes no aumento da adaptabilidade interna.

7. <u>*Antioxidantes e Envelhecimento:*</u>

O envelhecimento é frequentemente acompanhado por uma queda natural na adaptabilidade interna. O declínio cognitivo relacionado com a idade é atribuído de forma incompleta ao aumento do stress oxidativo. A ingestão regular de antioxidantes através da dieta ou suplementação pode ajudar a compensar esses bens, promovendo uma maior duração da clareza interna e da adaptabilidade.

8. *A abordagem equilibrada:*

É essencial observar que, embora os antioxidantes sejam salutares, o equilíbrio é fundamental. Bolus extremamente elevados, especialmente através de suplementos, podem ocasionalmente ter produtos ineficazes. portanto, uma dieta balanceada, rica em diversos antioxidantes de fontes naturais, é a abordagem ideal.

Conclusão:

A interação entre antioxidantes e adaptabilidade interna é uma fronteira instigante na neurociência e na psicologia. Embora ainda estejamos a desvendar as complicações desta relação, as potenciais implicações para as estratégias preventivas de saúde interna são imensas. A incorporação de alimentos ricos em antioxidantes na dieta óssea pode não ser apenas um caminho para a robustez física, mas também uma base para fibras internas. À medida que a exploração avança, podemos antecipar recomendações mais refinadas sobre como aproveitar esses compostos potentes a serviço de uma mente flexível.

15:
Uma abordagem holística: comida, mente e felicidade duradoura

A felicidade, cuja busca tem sido uma caça sem data, é frequentemente mal interpretada como uma consequência de certas realizações ou da posse de meios palpáveis. ainda assim, a felicidade verdadeira e contínua não é apenas um produto de conquistas, mas uma interação entre nossas mentes, corpos e as escolhas que fazemos. Entre estas escolhas, os alimentos que consumimos e os estudos que cultivamos têm um impacto profundo no nosso bem-estar geral.

O poder da comida:

Nosso corpo é semelhante a uma máquina sofisticada, com cada parte consumindo energias específicas para funcionar em seu auge. Estas 'energias' vêm na forma de nutrição que admitimos na nossa alimentação. As escolhas alimentares que fazemos neste momento não só têm impacto na nossa saúde física, mas também desempenham um papel vital na determinação do nosso bem-estar interno.

Por exemplo, uma dieta rica em ácidos adiposos ômega-3, encontrados em peixes como o salmão, demonstrou reduzir os sintomas de depressão. O triptofano, aminoácido encontrado no limão, nozes e sementes, aumenta os níveis de serotonina, que é um estabilizador do humor. Alimentos ricos em probióticos, como o iogurte, melhoram a saúde intestinal, o que tem uma ligação direta com o bem-estar interno.

Por outro lado, o consumo excessivo de alimentos e açúcares reutilizados pode levar a alterações de humor e a uma sensação geral de languidez. Não se trata apenas das "calorias", mas da "informação" que estes alimentos transportam. Cada mordida se comunica com o nosso DNA, impactando a ameaça das nossas condições e, consequentemente, o nosso estado interno.

Nutrição Mental:

Assim como nossos corpos precisam de alimentos nutritivos, nossas mentes anseiam por estímulos positivos. A palavra 'você é o que você come' pode ser apropriadamente
modificado para 'você é o que você supõe'. o estresse habitual, os padrões de pensamento negativo e a exposição a ambientes ou conexões venenosas podem ser tão prejudiciais à nossa felicidade quanto uma dieta pobre.

A contemplação, as práticas de conscientização e os curativos cognitivo-comportamentais são ferramentas que nos dotam do poder de remodelar nossos estudos. Assim como desintoxicamos nossos corpos, a desintoxicação ocasional da mente é fundamental. Isso envolve libertar-se do mundo digital, ensaiar a gratidão e cultivar conexões que nos elevam.

Outro aspecto essencial da alimentação interna é a alfabetização e o crescimento ininterruptos. Uma mente estagnada gera descontentamento. A alegria de aprender algo novo, enfrentar um desafio ou simplesmente se envolver em um cavalo de pau alimenta nossa necessidade natural de progresso e mantém nossas faculdades internas aguçadas.

Integrando Comida e Mente para uma Felicidade Duradoura:

Uma abordagem holística da felicidade envolve festejar o intrincado cotilhão entre nossa mente e a comida. em vez de tratá-los como duas realidades distintas, devemos compreender a sua interdependência.

1. _Alimentação consciente:_ Em vez de devorar reflexões na frente da televisão, pratique uma alimentação consciente. Aprecie as cores, texturas e sabores. Entenda de onde vem sua comida e o caminho que ela percorre para chegar ao seu prato. Isso não apenas aumenta a alegria de comer, mas também auxilia na digestão e na escolha de alimentos mais saudáveis.

2. _Alimento para reflexão:_ É essencial alimentar nossa inteligência com os nutrientes certos para garantir clareza de estudo, foco e equilíbrio emocional. Nutrientes como ácidos graxos ômega-3, antioxidantes encontrados em frutas vermelhas e minerais como zinco e magnésio desempenham um papel importante nas funções cognitivas.

3. _Condicionamento para estimular o cérebro:_ Envolver-se em condicionamentos que desafiam nosso cérebro, como mistificações, leitura ou aprendizagem de uma nova habilidade, garante a produção de novos neurônios. Combine isso com uma dieta balanceada e você terá a forma de um cérebro saudável e feliz.

4. _Exercício:_ O esforço físico é o terreno entre a mente e a comida. O exercício libera endorfinas, que são elevadores naturais do humor. Um ato simples como caminhar pode aumentar a criatividade, reduzir a ansiedade e melhorar a memória. Quando complementado com uma nutrição adequada, seus benefícios se multiplicam.

5. _Busque o equilíbrio:_ Não há problema em se entregar às vezes, tanto em termos de alimentação quanto de estudos. O essencial é festejar quando estamos caminhando para um extremo e recuar. O equilíbrio é a chave.

O caminho a seguir:

Uma abordagem holística da felicidade não é um destino, mas uma viagem. Envolve fazer escolhas conscientes todos os dias. Celebre que tanto a comida quanto os estudos são formas de energia. A qualidade e a natureza desta energia determinarão a nossa saúde física, o nosso bem-estar interno e, por extensão, a nossa felicidade.

Cada refeição é uma ocasião para nutrir o nosso corpo, e cada estudo, uma ocasião para nutrir a nossa mente. Quando começamos a ver nossa vida sob essas lentes, a felicidade não é uma mercadoria que perseguimos; torna-se um subproduto de nossas escolhas diurnas.

Embora os fatores externos desempenhem um papel no nosso bem-estar, o poder de alcançar a felicidade duradoura está dentro de nós. Está nas escolhas que fazemos, nos alimentos que comemos e nos estudos que cultivamos. Abrace esta abordagem holística e embarque em uma viagem gratificante rumo a uma vida mais feliz e saudável.